BEI GRIN MACHT SICH IHR WISSEN BEZAHLT

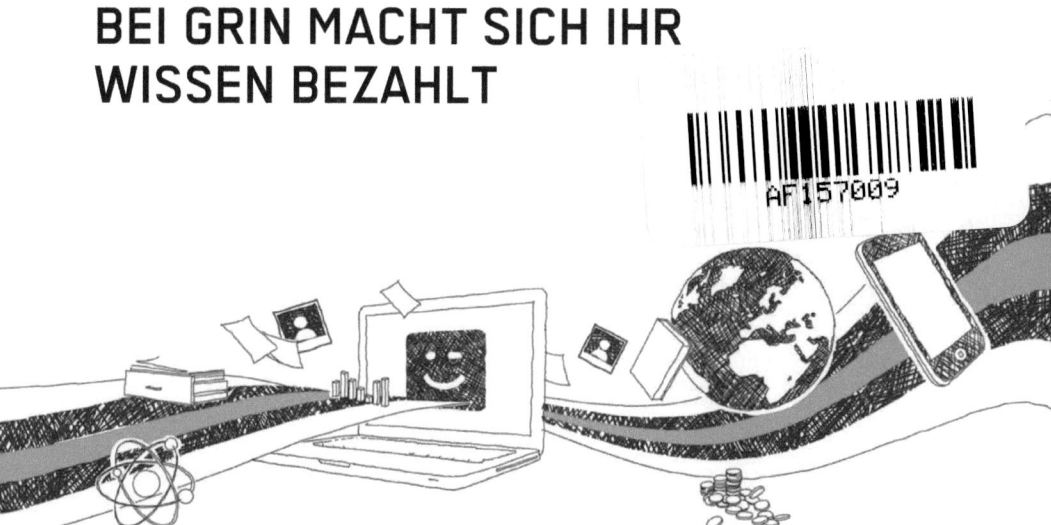

- Wir veröffentlichen Ihre Hausarbeit, Bachelor- und Masterarbeit

- Ihr eigenes eBook und Buch - weltweit in allen wichtigen Shops

- Verdienen Sie an jedem Verkauf

Jetzt bei www.GRIN.com hochladen und kostenlos publizieren

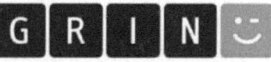

Bibliografische Information der Deutschen Nationalbibliothek:

Die Deutsche Bibliothek verzeichnet diese Publikation in der Deutschen National-
bibliografie; detaillierte bibliografische Daten sind im Internet über http://dnb.d-
nb.de/ abrufbar.

Impressum:

Copyright © 2015 GRIN Verlag
Druck und Bindung: Books on Demand GmbH, Norderstedt Germany
ISBN: 9783668641099

Dieses Buch bei GRIN:

https://www.grin.com/document/412958

Susann Schultz

Die elektronische Patientenakte. Eine Erfolgsgeschichte?

GRIN Verlag

Die elektronische Patientenakte
Eine Erfolgsgeschichte?

Hausarbeit

im Modul eHealth-Anwendungen I

vorgelegt von

Susann Schultz

Hochschule Flensburg

Fachbereich Wirtschaft

Masterstudiengang eHealth

Abgabedatum: 13.01.2015

Inhalt

1 Ausgangssituation: Medizinische Dokumentation und papierbasierte Krankenakte

Nach Schmücker definiert sich eine Patientenakte wie folgt: „Die Patientenakte ist primär eine Sammlung von Dokumenten, die im Zusammenhang mit der medizinischen Versorgung eines individuellen Patienten an einer medizinischen Versorgungseinrichtung erstellt wird. Sie stellt einen mehr oder weniger umfassenden Auszug aus der medizinischen Historie eines individuellen Patienten dar."[1] Die Patientenakte stellt dabei ein zentrales Werkzeug bei der täglichen Arbeit von medizinischen Einrichtungen dar, da sie als Basis für Entscheidungen von Ärzten herangezogen wird und – im besten Fall – eine Dokumentation aller Krankheiten, Diagnosen und Behandlungsvorgänge eines Patienten darstellt.

Sie dient zur Unterstützung der Patientenbehandlung und Rechtsdokumentation, weiterhin hilft sie in vielen Bereichen der Forschung und Schulung von medizinischem Personal und wird ebenso als Mittel des Managements für Abrechnungen und organisatorische Abläufe genutzt.

Allerdings muss man auch deren Nachteile berücksichtigen. Sie ist an einen Ort gebunden und kann deshalb immer nur von einer Person eingesehen werden. Sie kann nicht alle Aufgaben für die verschiedenen Nutzer abdecken. Auswertungen können nur mühselig von Hand vorgenommen werden. Von sich aus gibt sie keine Hinweise oder Warnfunktionen.[2]

Zusammenfassend kann man sagen, dass die konventionelle Patientenakte zwar ausreichend Informationen zum Gesundheitszustand des Patienten enthält, diese Informationen aber häufig unstrukturiert und oft nur einem bestimmten Arzt zur Verfügung stehen. Es ist davon auszugehen das bei einer Vielzahl von Behandlungen bei verschiedenen Ärzten und Einrichtungen somit Informationen, die evtl. für die Genesung des Patienten wichtig wären, übersehen werden.

2 Die elektronische Patientenakte (EPA)

Mit der Einführung der elektronischen Patientenakte sollten die Nachteile der konventionellen Patientenakte vermieden werden. Sie soll allen berechtigten Personen die Informationen zur richtigen Zeit am richtigen Ort und in der gewünschten Form zur Verfügung stellen. Die elektronische Patientenakte bietet eine Reihe von Vorteilen gegenüber der konventionellen

---

[1] Vgl. Schmücker 1998, S. 223
[2] Vgl. Prokosch 2000, S. 7

Patientenakte, welche auf die allgemeinen Vorteile der elektronischen Datenverarbeitung zurückzuführen sind. So ermöglicht sie eine höchstmögliche Verfügbarkeit der Daten, da man nicht mehr von Öffnungszeiten der Krankenhausarchive abhängig ist.[3] Darüber hinaus ermöglicht die digitale Form der Datenhaltung parallele Zugriffe von unterschiedlichsten Standorten. Ein weiterer großer Vorteil ist, dass große Massen an Daten wesentlich über- sichtlicher und strukturierter dargestellt werden können.

2.1 Definitionen und Begriffe / Formen der EPA

Für den Begriff Elektronische Patientenakte existiert in der Literatur keine einheitliche Defini- tion. Laut Haas, der dies als ,,verwirrende Begriffsvielfalt" bezeichnet[4], gibt es eine Fülle an Begriffen und Definitionen, welche häufig synonym verwendet werden wie die Elektronische Fallakte (EFA), die Elektronische Krankenakte (EKA), die elektronische Karteikarte und die Elektronische Gesundheitsakte (EGA). International finden sich entsprechend Bezeichnun- gen wie Electronic Health Record (EHR), Computer-Based Patient Record (CPR), Computerized Medical Record (CMR) und weitere.[5]

Weit verbreitet ist das 5-Stufen-Modell nach Waegemann[6] vom Medical Record Institute: dieses beschreibt die Entwicklungsstufen ausgehend von der einrichtungsbezogenen, rech- nerunterstützten, noch papiergebundenen Dokumentation von Patientendaten hin zu einer von Patient sowie Leistungserbringern gemeinschaftlich moderierten, elektronischen Doku- mentation sämtlicher Krankheits- und Gesundheitsdaten.

1. ,,**Automated Medical Record (AMR)"** (automatisierte Krankenakte): Die traditionelle Pa- pierakte bildet die Basis der medizinischen Dokumentation. Die Funktionen des KIS, wie Pa- tientendatenverwaltung, Abrechnung, Radiologiesystem, Laborsystem und medizinische Ba- sisdokumentationen (Diagnosen, Prozeduren) als EDV-Anwendungen erzeugen Papieraus- drucke, die in die traditionelle Krankenakte eingefügt werden. Ca. 50 % der Dokumentation wird rechnergestützt erstellt, über unabhängige Softwareprogramme, z. B. zur Verschriftli- chung von Berichten.

2. ,,**Computerized Medical Record (CMR)"** (computerisierte Krankenakte): Die Krankenak- ten werden nach wie vor papiergebunden geführt, jedoch werden über ein zentrales System sämtliche Dokumentationen elektronisch, mittels Einscannen der Papierdokumente, zusam-

---

[3] Vgl. Leiner 1999, S.69, S.123
[4] Vgl. Haas 2006, S. 434
[5] Vgl. ebenda, S. 434f
[6] Vgl. Waegemann nach Haas 2005b, S. 192ff.; Haas 2006, S. 436

mengefasst und dem Patienten zugeordnet. Klinische PC-Arbeitsplätze ermöglichen den Online-Abruf der eingescannten Dokumente. Der einzige Vorteil zur traditionellen Akte ist die gleichzeitige Verfügbarkeit an mehreren Orten.

3. **„Electronical Medical Record (EMR)"** (elektronische Krankenakte): Auf dieser Stufe erfolgt eine, wie in den vorangehenden Stufen, einrichtungsbezogene Dokumentation von Patientendaten, mit dem Unterschied, dass die Daten ausschließlich rechnergestützt erfasst werden. Die Daten aus der elektronischen Krankenakte können auf verschieden Weisen dargestellt und ausgewertet werden, z.B. zur Entscheidungsunterstützung.

4. **„Electronic Patient Record (EPR)"** (elektronische Patientenakte): Die einrichtungsbezogene elektronische Dokumentation wird mit weiteren Institutionen verbunden. Die IT-Systeme, z. B. von Krankenhäusern und ambulant tätigen Ärzten, werden miteinander verbunden, so dass eine einrichtungsübergreifende Patientenakte von den Beteiligten geführt werden kann. Die papierbasierte Akte wird schrittweise völlig ersetzt. Wie auch in den Stufen eins bis drei geht es vorwiegend um krankheitsrelevante Daten einer Person.

5. **„Electronic Health Record (EHR)"** (elektronische Gesundheitsakte): Darunter wird die über die krankheitsbezogenen Daten hinausgehende Dokumentation eines Patienten verstanden. Der Patient ist selbst in der Lage, Eintragungen in der Akte vorzunehmen und Informationen zur eigenen Gesundheit, wie z. B. Ernährungs- oder Sportgewohnheiten, aufzunehmen. Das System ist grundsätzlich (wie in Stufe vier) einrichtungsübergreifend ausgelegt. Dem Patienten wird Zugriff auf seine Daten und deren Bearbeitung ermöglicht. Im Idealfall werden die Patientendaten lebenslang geführt und gespeichert.

Weiterhin werden nach Haas[7] die bereits oben erwähnten Aktenformen unterschieden: elektronische Fallakten, elektronische Patientenakten, elektronische Gesundheitsakten und die noch nicht genannten Registerakten.

Diese sind wie folgt definiert:

Unter einer **„Elektronischen Fallakte (EFA)"** ist eine Behandlungsdokumentation zu verstehen, die sic[8]h auf einen konkreten Zeitraum bezieht oder sich an einer bestimmten Erkrankung orientiert. Die EFA ist eine Kommunikationsplattform für Ärzte zu einem medizinischen Fall eines Patienten. Das Konzept ist besonders für komplexe Behandlungsabläufe ausgelegt, die eine enge Kooperation von Ärzten über Einrichtungs- und Sektorengrenzen hinweg erfordern, wie etwa bei schweren Krebserkrankungen. Die EFA bietet bei Bedarf ei-

---

[7] Vgl. Haas 2005b, S. 201
[8] Vgl. ebenda, S. 201

nen raschen Zugriff auf benötigte Dokumente (etwa Arztbriefe, Befunde, OP-Berichte, Verordnungen) und ermöglicht den Ärzten einen aktuellen und vollständigen Überblick über den bisherigen Behandlungsverlauf. In der Regel bleiben die medizinischen Daten dezentral in der Einrichtung, in der sie erstellt oder erhoben wurden, gespeichert. Die an der Behandlung beteiligten Ärzte führen die EFA. Wer auf die EFA zugreifen kann, bestimmt der Patient. Er erteilt die Zugriffsrechte und hat aber auch die Möglichkeit diese jederzeit zu widerrufen. So bleibt das Recht auf freie Arztwahl gewährleistet. Bereits bei der Anlage der EFA legt der Patient zudem fest, welche weiteren Ärzte auf die Daten zugreifen dürfen.

Die „**Elektronische Patientenakte (EPA)**" beinhaltet alle medizinischen Daten und Behandlungsdokumentationen zu einem Patienten. Sie enthält somit alle Fallakten eines Patienten.[9] Die EPA wird, wie die EFA vom Arzt moderiert, das heißt, er allein erstellt sie, kann Änderungen an Einträgen vornehmen und Nutzerrechte vergeben. Natürlich ist auch hier der Patient der Entscheidungsträger, der Arzt (zumeist der Hausarzt) führt die Anweisungen aus. Die EPA ist des Weiteren ein Medium der Informationsspeicherung und Kommunikation, sie erfasst alle Patientendaten, Diagnosen, Therapieempfehlungen, unverträgliche Medikamente und andere Informationen in elektronischer Form, die der Patient zur Verfügung stellen möchte.

Die Hauptaufgabe der EPA besteht darin, alle gesundheitsrelevanten Daten zentral aufzubewahren. Unterschied hierbei zur EFA ist, dass nicht nur einzelne Fälle, sondern die gesamte Krankengeschichte des Patienten individuell gespeichert werden.

Verbindungsmedium des Patienten ist die Gesundheitskarte. Durch sie werden Informationen in der Akte gespeichert. Die Berechtigung des Arztes erfolgt durch den elektronischen Heilberufsausweis (HBA). Archiviert werden wichtige Dokumente, wie Arztbriefe, Befunde, Röntgenbilder usw.

Ohne die EPA werden Daten ausschließlich beim behandelnden Arzt archiviert, ein Austausch unter den Ärzten erfolgt kaum (maximal werden vermutete Diagnosen auf der Überweisung notiert). Dadurch geht bei jeder Überweisung durch die Neuaufnahme viel Zeit verloren, im Zweifelsfall können kostspielige Doppeluntersuchungen die Behandlung verlängern.

Mit der EPA ändert sich der Ablauf. Der Patient gibt einmalig seine Zustimmung zur Erstellung seiner EPA in Art und Umfang. Ohne seine Zustimmung darf keine EPA erstellt werden. Auf der EPA werden die wichtigen Dokumente erstellt. Zusätzlich kann der Patient in enger Abstimmung mit dem Arzt Prioritäten festlegen. Der Patient hat grundsätzlich das volle Leserecht der Daten und kann jederzeit die Löschung einzelner Daten oder der gesamten Akte

---

[9] Vgl. Haas 2005b, S. 201

verlangen. Ebenfalls ist eine Sperrung einzelner Daten für bestimmte Ärzte/ Therapeuten möglich.

Hierzu ein praktisches Beispiel: Ein Patient war wegen einer akuten Depression nach einem Unfall in psychiatrischer Behandlung. Er möchte die Unterlagen, die während der Behandlung entstanden sind, in seiner EPA archivieren. Er möchte aber nicht, dass jeder Arzt sofort davon erfährt. Der Orthopäde, der die Entzündung der Sehne im Ellenbogen aufgrund der hohen Arbeitsbelastung am Schreibtisch behandelt, soll diese Unterlagen nicht sehen. Er gibt den Zugriff deshalb nur für seinen Hausarzt frei.

Unter „**Elektronischen Gesundheitsakten (EGA)**" versteht man eine Dokumentation aus medizinischen und gesundheitsbezogenen Aufzeichnungen der Leistungserbringer und des Patienten. Letzterer moderiert eine solche Akte, welche meist auf einer Web-Anwendung basiert und zugänglich ist. Der Patient allein verfügt über die EGA und kann selbständig Daten einstellen, z. B. zu Wellness, Ernährungsgewohnheiten, Sport oder anderen gesundheits- oder krankheitsrelevanten Gewohnheiten.[10] Aufgrund der dezentralen Speicherung sind die Speicherungsmöglichkeiten nahezu unbegrenzt, ein lebenslanger Abruf soll garantiert werden.

Bisher existieren elektronische Gesundheitsakten unabhängig von oder parallel zu elektronischen Patientenakten, sie können aber auch an diese angekoppelt werden. Die Informationen der EGA entstammen in der Regel der EPA. Sie werden vom Patienten eingepflegt und mit zusätzlichen Informationen versehen.[11] Der Patient entscheidet direkt, wer Informationen sehen, speichern, ändern/ergänzen oder löschen darf.

Die *Registerakten* enthalten meist Teildokumentationen der Fall- oder Patientenakten. Sie dienen Forschungszwecken und beinhalten die Informationen eines Patienten zu einem Krankheitsbild, die für das Register relevant ist. Meist werden die Daten pseudonymisiert ausgewertet und betreffen den konkreten Behandlungsverlauf nicht.[12]

Haas differenziert weiterhin die unterschiedlichen Kriterien Gegenstandsbereich, Verwendungszweck, Implementierungsumfang, Krankheitsbezug und Moderation bei der Begriffsbestimmung und Einteilung von elektronischen Patientenakten.[13] Diese Aspekte überschneiden sich teilweise mit den bereits genannten Begriffen und Definitionen und seien deshalb hier nur der Vollständigkeit halber erwähnt.

---

[10] Vgl. Warda 2005, S. 15
[11] Vgl. Haas 2005b, S. 189
[12] Vgl. Haas 2005b, S. 201 und Haas 2006, S. 514
[13] Vgl. Haas 2006, S. 436ff. und Haas 2005b, S. 195

Zusammenfassend kann gesagt werden, dass unter einer elektronischen Patientenakte eine einrichtungs- und krankheitsübergreifende Akte zu verstehen ist, die alle medizinischen Informationen zu sämtlichen Behandlungen eines Patienten enthält und einen strukturierten Zugriff und gezielte Auswertungen für Forschung und Gesundheitsberichterstattung ermöglicht. Sie dient außerdem als Grundlage für Abrechnungszwecke und gesetzlich geregelte administrative Aufgaben. Ein Ordnungssystem und einheitlich festgelegte Arbeitsstrukturen sind von hoher Bedeutung.

2.2 Inhalte der EPA

Es sind klare Regelungen zu treffen, welche Informationen die EPA enthalten soll. Alle Daten in die EPA aufzunehmen hätte zur Folge, dass sie unpraktisch wird und nicht mehr dem Zweck der Vereinfachung und Verbesserung der Patientenbehandlung dient. Haas empfiehlt, diese Entscheidung dem Arzt in Absprache mit dem Patienten zu überlassen. Gemeinsam sollte nach jedem Arztbesuch besprochen werden, welche Behandlungsinformationen in die EPA übernommen werden.[14].

Prinzipiell orientieren sich die Inhalte der EPA an dem nachgeordneten Verwendungszweck (Patientenbehandlung, administrative Aufgaben, Forschungszwecke).[15] In jedem Fall werden die Patientenstammdaten (Name, Adresse usw.) gespeichert, womit eine Zuordnung der Behandlungsfälle ermöglicht wird. Darüber hinaus sind administrative Daten (z. B. zur Abrechnung) und Fallmanagementdaten in der EPA vorhanden. Der Hauptzweck besteht in der medizinischen Dokumentation der Patientenbehandlung. Die EPA enthält somit die Daten zu einzelnen Behandlungsfälle bzw. fallübergreifende Daten. Diese beinhalten Symptome, Diagnosen, Verlauf, Behandlungsziele und -plan, eventuell auftretende Probleme und Notizen des Behandlers. Weiterhin können Laborwerte, Medikationsprofile und Pflegemaßnahmen zum jeweiligen Behandlungsfall eingestellt werden. Als Ergebnis dieser medizinischen Patientendaten können der elektronische Arztbrief, das elektronische Rezept und die Patientenquittung verstanden werden. Da mehrere Behandlungsfälle existieren bzw. unterschiedliche Versorgungsinstitutionen zu den Behandlungsfällen Dokumentationen einstellen, ist eine genaue Zuordnung der Informationen nach vorher definierten Zugriffsrechten von Nöten.[16] Darüber hinaus ist die Speicherung von Notfalldaten, gerade für EPA auf tragbaren Speichermedien (z. B. der elektronischen Gesundheitskarte), in einigen Modellprojekten und Einsatzszenarien vorgesehen. Dazu können Informationen zu Grunderkrankungen, wie z. B.

---

[14] Vgl. Haas 2006, S. 493
[15] Vgl. Haas 2005b, S. 275
[16] Vgl. Haas 2005b, S. 278ff. und GVG (2004), S. 43

Allergien, zur momentanen Medikation eines Patienten und zu bereits erfolgten und wichtigen Operationen ebenso zählen wie der Impfstatus sowie die Kontaktdaten der Angehörigen oder des behandelnden Arztes.[17] Abgesehen von den medizinischen Daten sollte die EPA ein Kommunikationsmodul zum Datenaustausch, wie z. B. Arztbriefe, sowie eine Sicherheitskomponente für den Datenschutz enthalten.[18]

Die elektronische Patientenakte wird zurzeit in unterschiedlichen Projekten und Modellen erprobt bzw. in die Praxis eingeführt. Die Einsatzorte und -szenarien sind sowohl von den technischen Aspekten als auch bezüglich der Zielorientierung sehr verschieden ausgerichtet. Einheitliche Modelle und Standards für eine einrichtungsübergreifende EPA in der Gesundheitsversorgung gibt es bisher nicht, es wird jedoch weltweit daran gearbeitet. Das größte, von der Politik forcierte Projekt ist die elektronische Gesundheitskarte mit der freiwillig nutzbaren elektronischen Patientenakte. Neben dem Pflichtteil, der die administrativen Daten, die europäische Krankenversicherungskarte und das elektronische Rezept beinhaltet, soll die Speicherung von medizinischen Behandlungsdaten und Arzneimitteldokumentationen innerhalb einer EPA sowie der Patientenquittung und eines Notfalldatensatzes als freiwillige Option möglich sein. Die Entscheidung über den Inhalt dieses freiwilligen Teils trägt der Patient.

2.3 Ziele und Nutzen einer EPA

Der Vorteil einer elektronischen Patientenakte gegenüber der Papierakte wird insbesondere in der schnelleren und gezielteren Verfügbarkeit, auch über Gesundheitsversorgungseinrichtungen hinweg, gesehen. Konventionelle Dokumente beziehen sich meist auf eine Einrichtung und können nicht schnell und handlich verfügbar gemacht werden. Die EPA ist gleichzeitig von unterschiedlichen Leistungserbringern nutzbar, was eine erhöhte Transparenz und Qualität der Dokumentation und der abgespeicherten Informationen zur Folge hat sowie die zusammengeführte Speicherung unterschiedlicher Dokumente (Röntgenbilder, EKG-Daten usw.). Die Erfüllung administrativer Pflichtaufgaben (Abrechnung, Berichte usw.) und die Übermittlung von Daten werden erleichtert.[19]

Aus Sicht der Politik wird die elektronische Patientenakte als Schlüsselelement der Gesundheitstelematik interpretiert, die zu Prozessoptimierungen beitragen soll. Im SGB V ist daher verankert, dass die papiergebundene Kommunikation schrittweise durch die elektronische Kommunikation abgelöst werden und die gesetzlichen Krankenkassen diesen Prozess

---

[17] Vgl. Haas 2006, S. 492f
[18] Vgl. Haas 2005b, S. 465f. und S. 477ff
[19] Vgl. ebenda, S. 204ff

mit finanziellen Mitteln unterstützen sollen[20] bzw. auch die Möglichkeit besteht, dass die Krankenkassen ihren Versicherten Gesundheitsakten von Drittanbietern finanzieren.[21]

Durch die bessere Verfügbarkeit und Übermittlung von Informationen soll die Transparenz für alle Akteure der Gesundheitsversorgung erhöht werden, womit sich eine Verbesserung der Patientenbehandlung ergeben kann. So können aufgrund der ständigen Verfügbarkeit von Informationen zur Krankengeschichte des Patienten Diagnosen schneller und sicherer gestellt und frühzeitig geeignete Therapiemaßnahmen vorgenommen werden.[22]

Das Bundesministerium für Gesundheit sieht die Notfalldaten als Bestandteil der EPA auf der elektronischen Patientenakte als Vorteil an und wirbt für eine bessere Notfallversorgung. Im Ernstfall soll der behandelnde Arzt auf diese Daten zugreifen und entsprechend zum Vorteil des Patienten schneller reagieren können.[23]

Die Vermeidung von unerwünschten Medikamentenwechselwirkungen wird über dokumentierte Medikationsprofile und Arzneimittelunverträglichkeiten prognostiziert.[24]

Weiterhin kann die Überwindung des Bruchs zwischen ambulanter und stationärer Behandlung und die damit verbundene Vermeidung von Doppeluntersuchungen eine Entlastung des Patienten bedeuten und die Ressourcen im Gesundheitswesen schonen, also Einspareffekte zur Folge haben.

Hinsichtlich der verbesserten Zusammenarbeit zwischen dem ambulanten und stationären Sektor wird die EPA als Kommunikations- und Informationsgrundlage für die Umsetzung der integrierten Versorgung (§ 140 a-d SGB V), der strukturierten Behandlungsprogramme für chronisch Kranke (Disease Management Programme (DMP), §137f SGB V), für medizinische Versorgungszentren und weiterer Kooperationsmodelle gesehen. Durch die EPA und weitere IT-Technologien wird das Funktionieren dieser Konzepte ermöglicht.[25]

Die EPA wird als Mittel gesehen, den Patienten mehr in den Mittelpunkt des Gesundheitssystems zu rücken und somit dessen Eigenverantwortung zu stärken.[26]

---

[20] Vgl. § 67 SGB V
[21] Vgl. § 68 SGB V
[22] Vgl. GVG 2004, S. 15
[23] Vgl. BMG 2014
[24] Vgl. ebenda
[25] Vgl. Haas 2006, S. 192ff
[26] Vgl. BMG 2014

Abschließend kann festgehalten werden, dass mit der EPA eine qualitativ hochwertigere Gesundheitsversorgung erzielt werden soll und der Patient in den Mittelpunkt rückt: er soll eine bessere Behandlung erhalten und gleichzeitig aktiver an dem Behandlungsprozess beteiligt werden. Der Hauptgrund für die Forcierung der EPA aus Sicht der Politik und der Kostenträger liegt aber sicherlich in den zu erreichenden ökonomischen Effekten sowie der Lösung von strukturellen Problemen.

3 Anforderungen / Voraussetzungen der EPA

Wie bereits mehrfach in dieser Arbeit erwähnt, ist die Einführung einer elektronischen Patientenakte mit gewissen Schwierigkeiten verbunden. Sie ist kein Selbstzweck, sondern stellt auch Anforderungen an das Umfeld, die Beteiligten, die Nutzer und die Betroffenen. Eine Einführung der EPA ergibt daher nur Sinn, wenn die grundlegenden Voraussetzungen erfüllt sind bzw. ohne diese erfüllt zu haben, kann nicht einmal von einer elektronischen Patientenakte gesprochen werden.

In diesem Kapitel sollen einige der Kernanforderungen und Voraussetzungen kurz näher vorgestellt werden.

3.1 Rechtliche Anforderungen

Eine der zentralsten Anforderungen an die Akte hat weniger etwas mit dem täglichen Gebrauch zu tun, sondern mit den rechtlichen Aspekten, die im Zusammenhang mit den Daten stehen, die die Akte enthalten soll bzw. enthalten könnte.

3.1.1 Inhalte

Der Inhalt einer elektronischen Patientenakte unterscheidet sich im Wesentlichen nicht von jenem einer in Papierform gehaltenen Akte. Bei beiden sind die zu enthaltenden Inhalte festgelegt.[27] Jedoch unterliegt die elektronische Patientenakte noch gesonderten Vorschriften, an die sich die Ärzte halten müssen und größtenteils Aspekte des Datenschutzes und der Datensicherheit betreffen.[28] Es sollte aber bedacht werden, dass diese Vorschriften sich vermutlich ändern werden, sobald die EPA entsprechende Verbreitung gefunden hat und der Gesetzgeber reagieren muss.

---

[27] Vgl. Krankenhausrecht 2015a
[28] Vgl. Krankenhausrecht 2015b

3.1.2 Datenschutz

Des Weiteren ist der Datenschutz zu nennen, der die elektronische Patientenakte nicht nur in einer Vielzahl von Abschnitten betrifft, sondern auch den Kritikern die größte Angriffsfläche bietet. Generell ist zu beachten, dass laut Gesetz nur Daten gespeichert werden dürfen, die dem Betreffenden, in diesem Fall dem Patienten, vorher kenntlich gemacht wurden. Im Übrigen hat der Patient ein ständiges Einsichtsrecht in seine komplette Akte.[29]

Damit kann der Patient nicht nur darüber entscheiden, was in der Akte stehen darf, sondern auch, ob sie weitergegeben werden darf. Dies sorgt im Zusammenhang mit der elektronischen Patientenakte für einige Probleme, denn auch hier muss der Patient die Kontrolle darüber haben können, wer Zugriff auf seinen Daten hat. Daher muss er darüber informiert werden, wenn die Akte weitergereicht wird, um gegebenenfalls Einspruch erheben zu können.[30]

Der Grund hierfür ist unter anderem die Angst, dass die Daten in die falschen Hände geraten und zum Beispiel von Ärzten, Krankenkassen oder ähnlichen Akteuren für Studien und/oder Berechnungen verwendet werden könnten.[31] Dementsprechend müsste bei jeder Weiterleitung der Patient seine ausdrückliche Erlaubnis geben oder aber die weiterleitende Instanz, wie zum Beispiel das Krankenhaus oder der Hausarzt, müssten sich auf eine gesetzliche Regelung berufen können, um diese Regelung umgehen zu können.[32]

Hinzu kommen weitere Vorschriften aus dem Europarecht und gegebenenfalls noch ausländische Richtlinien, falls der Patient seine Akte dort benötigt oder aber selbst daher stammt.

3.1.3 Datensicherheit

Ein weiteres Thema, das in Zusammenhang mit der EPA immer wieder genannt wird, ist die Frage der Datensicherheit. So liegen die Fristen zur Aufbewahrung von medizinischen Unterlagen zwischen einem und dreißig Jahren[33], entsprechend müssen die Daten über diesen Zeitraum aufbewahrt werden. Backups sind zu diesem Zweck unerlässlich. Leider sind viele Speichermedien dazu nicht fähig.

---

[29] Vgl. Mühlbacher & Berhanu 2003, S. 15
[30] Vgl. ebenda
[31] Vgl. Mühlbacher & Berhanu 2003, S. 15
[32] Vgl. §4 Abs. 1 BDSG
[33] Vgl. GFHEV 2012

Bei optischen Speichermedien lassen die Erfahrungen noch nicht darauf schließen, ob sie die Daten über einen derartig langen Zeitraum halten können.[34] Anzubieten wäre daher eine Speicherung auf Magnetbändern.

Gemeinhin wird angenommen, dass im Bereich Datensicherheit im Zusammenhang mit medizinischen Unterlagen von drei Aspekten ausgegangen werden kann.[35]

Verfügbarkeit bedeutet, dass die Daten bei Gebrauch nutzbar sind.

Integrität bedeutet, dass die Daten korrekt sind und widerspiegeln, was die befugten Autoren hinzugefügt haben.

Vertraulichkeit bedeutet, dass die Daten nur befugten Benutzern zugänglich sind.[36]

Für die Umsetzung der drei Aspekte bieten sich die in der IT üblichen Ansätze an. Namentlich Firewalls, Passwörter, Verschlüsselung, Karten oder Benutzergruppen, um nur einige zu nennen.

3.2 Technische Anforderungen

3.2.1 Interoperabilität

Im Allgemeinen kann angenommen werden, dass die elektronische Akte mindestens zwei Systemteilnehmer aufweist, den Hausarzt und das Krankenhaus. Hinzukommen können unter Umständen noch eventuelle Fachärzte sowie weitere Spezial- und REHA-Kliniken, abhängig von der Krankengeschichte des Patienten.

In diesem Zusammenhang stellt sich schnell das Problem der Interoperabilität, denn alle Parteien, die an der Akte teilhaben sollen, müssen auf diese Zugriff erlangen, sie bearbeiten und dann an eine andere Stelle weiterleiten können. Zu diesem Zwecke sind gemeinsame Standards und Schnittstellen für eine einrichtungsübergreifende Kommunikation unerlässlich.[37]

---

[34] Vgl. Tecchannel 2013
[35] Vgl. Schmidt 2001
[36] Vgl. Mühlbacher & Berhanu 2003, S. 16
[37] Vgl. DIN 2015

Im Bereich der Schnittstellen gibt es schon länger Bemühungen um ein einheitliches Vorgehen. Zu nennen wären hier zum Beispiel die Übertragungsstandards HL7[38] und IHE[39], die dem Zweck dienen den Datenaustausch zwischen Einrichtungen zu verbessern.

3.2.2 Technisches Umfeld

Schon durch die Bezeichnung elektronische Patientenakte wird klar, dass ein gewisses Maß an technologischer Grundlage vorhanden sein muss, um das volle Potenzial der EPA auszuschöpfen. Einfach gesagt ist neben der entsprechenden Hardware auch Software vonnöten, sowie eine Internetverbindung, um die Akte in jeder Version stets für die Akteure bereitzuhalten.[40]

Die EPA ist gewissermaßen ein eigenständiges Netzwerk, in dem die Teilnehmer mit denselben Daten arbeiten und unter einander Kontakt halten. Im Idealfall sollte daher jeder Akteur einen technisch annähernd gleichen Stand haben. Dies bedeutet unter anderem die regelmäßigen Software-Updates durchzuführen, sich an die Eingabevorgaben zu halten und stets zu bedenken, dass auch andere mit den erfassten Daten arbeiten müssen.

3.3 Personelle Anforderungen

Durch die Umstellung von einer papierbasierten Verarbeitung auf eine Elektronische kann es bei einigen Mitarbeitern dazu kommen, dass sie ohne Weiterbildung und Schulungen nicht sicher mit dem neuen Medium arbeiten können. Das Phänomen ist bekannt und lässt sich in vielen Branchen beobachten, ist somit keinesfalls nur auf den medizinischen Bereich bezogen.

Es sollte daher davon ausgegangen werden, dass auch bei der Einführung der EPA Schulungskurse beim Personal notwendig sind, um einen reibungslosen Übergang, eine schnelle Einarbeitung und eine Zeitersparnis bei der Nutzung zu erreichen.

Zum Zwecke der hausinternen Pflege einer EPA kann es durchaus notwendig werden neues Personal einzustellen, so unter Umständen in der IT-Abteilung.

---

[38] Vgl. HL7 2015
[39] Vgl. IHE 2015
[40] Vgl. Ärzteblatt 2013

3.4 Akzeptanzvoraussetzung

Neben rechtlichen und technischen Problemen ist es vor allem die Akzeptanz der Patienten, und auch Teilen der Ärzteschaft, die die flächendeckende Einführung einer elektronischen Patientenakte verhindert haben oder verhindern können. Hierunter fallen, wie bereits weiter oben beschrieben, die Bedenken zum Datenschutz und der Datensicherheit, aber auch die Furcht vor dem gläsernen Patienten.

Vielen Menschen gefällt die Vorstellung nicht, dass ihre Daten in einer EPA gespeichert wurden und nun vielleicht sogar in einer öffentlichen Cloud liegen, wo nicht berechtigte Individuen auf die Daten zugreifen könnten. Diese emotionale Barriere mit Argumenten zu überwinden, ist eine Herausforderung, die unter Umständen mit der Technikaffinität der heutigen Jugend gelöst werden kann.

4 Internationaler Überblick

Wie bereits eingangs beschrieben, ist eine flächendeckende Einführung der elektronischen Patientenakte in Deutschland bisher nicht erfolgt. Die Gründe hierfür sind vielfältig, dennoch gibt es auch in Deutschland Beispiele für funktionierende Systeme, so wurden die Projekte EPA 2015 (EPA.nrw)" und "prospeGKT" in vorangehenden Kapiteln beschrieben. Im Ausland ist man jedoch teilweise bereits weiter. Im Folgenden soll ein kleiner Überblick über bereits im Einsatz befindliche Systeme in Europa und weltweit gegeben werden. Hierbei ist die Aufzählung jedoch nicht vollständig, sondern bietet nur einen Überblick.

4.1 Deutschland

Gemäß einer Umfrage in der Ärztezeitung nutzen 90 % der befragten Haus- und Fachärzte bereits eine elektronische Patientenakte im Alltag. Die meisten (77 %) davon nutzen diese, um Zugang auf klinische Daten der Patienten zu erhalten, die in stationären Einrichtungen behandelt wurden. Aufgrund dieser Zahlen ist davon auszugehen, dass bereits ein umfassendes EPA-Netzwerk in Deutschland etabliert worden ist. Die weiteren Daten der Statistik weisen jedoch darauf hin, dass dem nicht so ist. So nutzen nur 39 % der Ärzte regelmäßig eine „EPA", 14 % tun dies gelegentlich und 5 % selten. Laut Ärztezeitung sind 16 % nicht daran interessiert, die Patientendaten aus anderen Einrichtungen einzusehen, während 28 % darüber nachdenken, diese vorhandenen Daten zu nutzen.[41]

Die Statistik spricht dadurch eine deutliche Sprache, denn eine wirkliche EPA ließe diejenigen, die sich gegen eine EPA aussprechen, keine Wahl sich hiergegen zu stellen. Die Patientenakte wäre elektronisch stets vorhanden, von allen Akteuren zu bearbeiten und einzusehen. Die Ärzte könnten also gar nicht vermeiden, die Daten aus anderen Einrichtungen einzusehen, wenn sie einen Patienten behandeln. Daraus lässt sich schließen, dass der Begriff in der Umfrage falsch verwendet wurde. Stattdessen existiert in Deutschland eine Vielzahl von zumeist lokalen einrichtungsübergreifenden Projekten, die mit wechselndem Erfolg arbeiten.[42]

4.2 Österreich

Zwischen 2006 und 2010 wurde in Österreich an der Entwicklung der elektronischen Gesundheitsakte (ELGA) gearbeitet, für die 2013 dann auch die gesetzlichen Grundlagen geschaffen wurden. Die vollständige Implementation soll 2023 abgeschlossen sein.

„Mit ELGA werden künftig Spitäler und niedergelassene Vertragsärztinnen und -ärzte sowie Apotheken und Pflegeeinrichtungen, also die ELGA-Gesundheitsdiensteanbieter, in Österreich flächendeckend vernetzt - eine Pionierleistung für das österreichische Gesundheitssystem."[43]

Der Erfolg dieses Projektes kann aufgrund der derzeit noch laufenden Einführung bisher nicht bestimmt werden. Es ist jedoch anzumerken, dass es sich um eine staatliche Initiative handelt und das Projekt dementsprechend den Rückhalt der Regierung erhält. Das Ziel ist es, die Kommunikation und Dokumentation einrichtungsübergreifend zu ermöglichen und unter Einbindung von multimedialen Ansätzen patientenseitig zu zentrieren.[44]

4.3 Frankreich

In Frankreich erwies sich die Einführung einer elektronischen Patientenakte erst vor Kurzem als sehr schwierig. Vorgesehen war, dass jeder Bürger bereits 2007 über eine online einzu-

---

[41] Vgl. Ärztezeitung 2013
[42] Vgl. e-Health-com 2014
[43] Vgl. ELGA 2015
[44] Vgl. Springer Link 2009

sehende elektronische Patientenakte verfügen sollte, die so genannte Dossier Médical Personalisé (DMP).[45] Das Programm wurde dann auf 2008 verschoben, konnte aber auch bis Januar 2014 nicht umgesetzt werden. In seinen Grundlagen gleicht es allerdings der in Deutschland angestrebten Lösung mit der elektronischen Gesundheitskarte.[46]

Hauptkritikpunkt ist neben der schwierigen Organisation vor allem, dass die Kostenschätzung von 1 Milliarde € zu niedrig angesetzt wurde.[47]

4.4 Vereinigte Staaten

Noch 2008 schrieb das Ärzteblatt, dass die dortige Version einer EPA nur von wenigen niedergelassenen Ärzten verwendet würde und sie sich auch sonst nur schwer gegen die Ängste und Bedenken der Betroffenen durchsetzen könnte, die sich im Wesentlichen nicht von denen hierzulande unterscheiden. Im Gegenzug wären aber die Nutzer mit ihr durchaus zufrieden und berichten von einer Verbesserung der Qualität in der Behandlung ihrer Patienten.[48]

Zwischenzeitlich hat sich dies mit der Einführung von Obamacare geändert. Der „Health Information Technology for Economic and Clinical Health" Act of 2009, kurz HITECH, beinhaltet einen Electronic Health Record (EHR), der von seinem Aufgabengebiet her gleich zu setzen ist mit einer elektronischen Patientenakte.[49] Hinzu kommt der „Health Insurance Portability and Accountability Act" (HIPAA), der die grundsätzlichen Fragen zum Datenschutz und der Privatsphäre in Gesundheitswesen regelt.[50]

Ziel ist der sogenannte „Meaningful Use", sprich eine Verbesserung der Qualität, Sicherheit, Effizienz und Angleichung des Gesundheitssystems durch die Verwendung der EHR. Als Nebenprodukt wird mit einer Verbesserung der Koordination zwischen allen Beteiligten sowie einer Erhöhung des generellen Gesundheitszustandes der Bevölkerung gerechnet.[51]

4.5 Australien

Hier wird der „personally controlled eHealth Record (PCEHR)" angeboten. Gemäß der Informationsseite der Regierung wird hierdurch der Onlineaustausch von Patientendaten zwi-

---

[45] Vgl. Initiative ELGA 2007
[46] Vgl. BPB 2014
[47] Vgl. Initiative ELGA 2007
[48] Vgl. Ärzteblatt 2008
[49] Vgl. CDC 2012
[50] Vgl. HHS 1996
[51] Vgl. HealthIT.gov 2015

schen Ärzten, Krankenhäusern und anderen Gesundheitsanbietern ermöglicht. Dies geschieht alles unter voller Kontrolle des Patienten.[52]

Allerdings scheint das 1 Milliarde australische Dollar teure Projekt nicht in der Lage gewesen zu sein die erwarteten Zahlen an Ärzten und Patienten von der Nutzung zu überzeugen. Aus diesem Grund hat die neue Regierung beschlossen, das Projekt genauer untersuchen zu lassen, da auch die gewünschte Effizienzsteigerung nicht erreicht wurde. Hierbei sollen die Gründe für die mangelnde Teilnahme untersucht sowie Verbesserungen herausgearbeitet werden.[53]

4.6 Asien

In Asien gibt es regelmäßig sattfindende Konferenzen, in denen sich Experten und Interessierte aus dem Bereich der Electronic Health Records austauschen können. So verfügen unter anderem Taiwan, Hongkong, Japan und Singapur über Initiativen im Bereich der EHR, die hier kurz vorgestellt werden sollen.

4.6.1 Singapur

Der National Electronic Health Record (NEHR) ging 2009 aus dem 2004 begonnenen Projekt namens Electronic Medical Record Exchange (EMRX) hervor. Seit Juni 2012 arbeiten alle öffentlichen Gesundheitsinstitutionen sowie einige ausgewählte Krankenhäuser und Ärzte mit dieser elektronischen Akte. Auch hier ist das Ziel die Zentralisierung der Patientendaten, um den Zugriff zu erleichtern.[54]

4.6.2 Hong Kong

Auch in Hong Kong wird ein staatlich geförderter Electronic Health Record genutzt, das Public Private Interface Electronic Patient Record Sharing Pilot Project (PPI-ePR). Das Projekt ging 2013 online und ist dementsprechend noch in der Prototypphase. Auch hier ist das Ziel die Verbesserung der Behandlungsqualität sowie die Bereitstellung einer verbesserten Infrastruktur. Seit Dezember 2013 nahmen 339.000 Patienten und 3000 „healthcare professionals" an dem Projekt teil. Das Portal registrierte 836.000 Nutzungszugriffe.[55]

---

[52] Vgl. eHealth.gov.au 2015
[53] Vgl. Zdnet 2013
[54] Vgl. MoH 2015
[55] Vgl. PPP 2014

4.6.3 Taiwan

2005 entstand der Prototyp für das Taiwan Electronic Medical-Record Template (TMT), auf Basis von Standards wie zum Beispiel HL7. Interoperabilität und Internationalität waren integraler Bestandteil des Projektes, stets natürlich unter Berücksichtigung der aktuellen Gesetzeslage.[56] Der genaue Stand des Projektes war jedoch nicht zu ermitteln.

4.6.4 Japan

In Japan begann die Nutzung von elektronischen Patientenakten bereits in den späten 199er Jahren, größere Verbreitung erreichten sie jedoch erst 2002, als die Regierung begann diese zu subventionieren. 2007 war die Verbreitung noch eher gering, aber es konnte eine ständig steigende Nutzeranzahl gemeldet werden.[57]

Ende 2004 nutzten 12 % aller Krankenhäuser mit mehr als 400 Betten elektronische Patientenakten. Das System wurde auf Interoperabilität ausgelegt und die Regierung veranschlagte für die Jahre 2004-1007 ein Budget von 1,5 Milliarden ¥. Ziel ist auch hier die Errichtung eines nationaleinheitlichen Standards, in dem sämtliche Patienten erfasst werden.[58]

---

[56] Vgl. TMT 2007, S. 2ff
[57] Vgl. JMAJ 2007, S. 1f
[58] Vgl. Apami 2004, S. 1f

5 Praxisbeispiel: Soarian am Universitätsklinikum Hamburg-Eppendorf (UKE)

Obwohl die elektronische Patientenakte sich noch nicht flächendeckend durchsetzen konnte und vielerorts weiterhin mit Papierakten gearbeitet wird, gibt es durchaus bereits Kliniken und Praxen, die entsprechende Systeme in der Praxis einsetzen. Die Einführung der EPA bedeutet dabei für die beteiligten Partner häufig einen großen Aufwand, da es um den Austausch einer kritischen Komponente der Praxis- bzw. Klinikinfrastruktur geht. Ein Scheitern des Projektes kann somit, neben den üblichen Folgen wie hohe Kosten ohne Mehrwert, im schlimmsten Fall auch eine Beeinträchtigung der Behandlungsqualität für den Patienten mit sich bringen. Aus diesem Grund wecken erfolgreiche Umsetzungen der EPA in der Praxis auch häufig das Interesse der Öffentlichkeit, die sich erhofft Erkenntnisse für die Umsetzung der eigenen Vorhaben zu gewinnen. Im Folgenden soll exemplarisch ein Projekt vorgestellt werden, das als Beispiel für eine gelungene Implementierung der EPA dienen kann.

5.1 Über das UKE

Als Beispiel soll das Universitätsklinikum Hamburg-Eppendorf (UKE) dienen. Beim UKE handelt es sich um einen Klinikkonzern, der über 80 Kliniken umfasst, welche in 14 Klinikzentren und mehreren Tochtergesellschaften des Mutterkonzerns organisiert sind.[59] [60] Die meisten der Kliniken befinden sich im Hamburger Stadtteil Eppendorf, nach dem das Klinikum benannt ist. Mit fast 1.500 Betten sowie jährlich rund 89.000 stationär und 275.000 ambulant aufgenommenen Patienten zählt es zu den größten Kliniken in Deutschland[61]. Weiterhin ist es als Universitätsklinikum mit der Universität Hamburg verbunden und bildet in den Studiengängen Medizin und Zahnmedizin sowie diversen Ausbildungsberufen aus. Die Zahl der Beschäftigten beläuft sich auf rund 9.400 Personen, von denen ca. 2.400 Ärzte und Naturwissenschaftler sind. Als wissenschaftliche Einrichtung ist das UKE an vielfältigen Forschungen beteiligt. Die Schwerpunkte liegen auf den Neurowissenschaften, der Onkologie und der Versorgungsforschung. Es werden jedoch auch eine Reihe anderer Gebiete erforscht.

Unter dem Motto „Kompetenz wächst zusammen" wird seit 2004 ein Masterplan umgesetzt, der zum Ziel hat das UKE zum modernsten Krankenhaus Europas zu entwickeln[62] [63]. Um

---

[59] Vgl. Lemm 2014
[60] Vgl. HmbBfDI 2014
[61] Vgl. weigert 2011, S. 54
[62] Vgl. Mit Soarian zum digitalen Krankenhaus 2012, S. 69
[63] Vgl. Siemens AG 2010, S. 2

dieses Ziel zu erreichen wurden verschiedene Umstrukturierungsmaßnahmen durchgeführt, in deren Zuge die organisatorischen, technischen und administrativen Prozesse neu geordnet wurden. Weiterhin wurde ein neuer Klinikbau errichtet, in dem 16 Kliniken unter einem Dach vereint sind und der mit moderner Technik ausgestattet ist. Im Rahmen der Modernisierung wurde außerdem beschlossen ein sogenanntes Klinisches Arbeitsplatzsystem (KAS) zu installieren, das im gesamten UKE verfügbar ist. Einer der wichtigsten Bestandteile dieses Systems war eine elektronische Patientenakte, da die Vision des papierlosen Krankenhauses verfolgt wurde[64].

5.2 Systemlandschaft / Einführung von Soarian

Vor der Umstrukturierung bestand die Systemlandschaft im UKE aus vielen verschiedenen Einzelsystemen, die nur bedingt miteinander vernetzt waren und wenige Möglichkeiten für weitere Integrationen boten[65]. Dies bedeutete auch, dass die zukünftigen Herausforderungen mit den bestehenden Systemen nur schwer zu bewältigen waren, da Erweiterungen stets mit einem großen Einführungs- und Wartungsaufwand verbunden waren. Außerdem war man im UKE der Meinung, dass die bisherige Systemlandschaft nur unzureichend in der Lage war die neuen Prozesse zu unterstützen.

Um den gestiegenen Anforderungen zu begegnen und die Probleme mit der heterogenen Systemlandschaft hinter sich zu lassen, entschied sich das UKE dazu ein komplett neues, integriertes KIS einzuführen, das der Zukunft gewachsen sein sollte. Dazu wurde 2006 eine Analyse der für das Vorhaben in Frage kommenden Systeme durchgeführt, an deren Ende drei Kandidaten übrig blieben, die alle Anforderungen erfüllten und deren Hersteller gewillt waren ein Projekt dieser Größenordnung durchzuführen. Aus diesen wurde schließlich die Siemens AG mit den Systemen Soarian Clinicals und Soarian Health Archive ausgewählt. Es handelt sich hierbei um zwei Systeme, die von Siemens speziell für den Einsatz in Krankenhäusern entwickelt wurden und sich leicht miteinander verknüpfen lassen, da sie derselben Programmfamilie entstammen.

5.2.1 Soarian Clinicals

Neben anderen Funktionen, die typisch für KIS sind, implementiert Soarian Clinicals auch eine elektronische Patientenakte[66]. Es ist als Webapplikation aufgebaut, die mit jedem Endgerät aufgerufen werden kann, das in der Lage ist einen Internetbrowser auszuführen. Hier-

---

[64] Vgl. weigert 2011, S. 54
[65] Vgl. Siemens AG 2010, S. 3
[66] Vgl. Siemens 2014c

durch kann die Anwendung ohne großen Ressourcenaufwand ausgeführt und weitgehend ortsunabhängig eingesetzt werden. Weiterhin zeichnet es sich dadurch aus, dass jeder Benutzer individuell die Benutzeroberfläche für seine Bedürfnisse passend konfigurieren kann. Da das System auf einem zentralen Server ausgeführt wird, steht dem Benutzer diese personalisierte Ansicht auf jedem Clientgerät zur Verfügung, so dass die Anwendung für ihn stets gleich aussieht. Dies erleichtert besonders die Arbeit über verschiedene Stationen hinweg, da die Benutzer sich ortsunabhängig im System wiederfinden können. Unterstützt wird das System dabei von einer Benutzerverwaltung, die es erlaubt jedem Nutzer Recht und Rollen zuzuweisen, die er für seine Arbeit benötigt. So ist gewährleistet, dass jeder nur Zugriff auf die Daten und Funktionen erhält, für die er die nötigen Berechtigungen hat. Es ist außerdem möglich alle Zugriffe zeitgenau zu protokollieren, um Missbrauch sowohl zu verringern als auch aufzudecken. Dies ist in einer Klinikumgebung aufgrund der strengen Datenschutzvorgaben noch wichtiger als in anderen Gebieten. Weiterhin enthält Soarian Clinicals Möglichkeiten zur OP-Dokumentation, die es dem Personal erlaubt alle wichtigen Daten und Vorkommnisse der Operation festzuhalten sowie Leistungen direkt nach gängigen Standards zu kodieren[67]. Auch enthält es Funktionen zur Auftrags- und Befundkommunikation, die wenn gewünscht automatisiert mit Daten aus der elektronischen Patientenakte unterstützt werden können, zum Beispiel in dem Felder mit bereits bekannten Daten ausgefüllt oder Plausibilitätsprüfungen durchgeführt werden. Dies kann beispielsweise in der Arztbriefschreibung eingesetzt werden[68]. Somit erleichtert es dem zuständigen Personal die Arbeit bei der Dokumentation und hilft dabei Fehler und Redundanzen zu reduzieren.

5.2.2 Soarian Health Archive

Soarian Health Archive ist ein Archivierungs- und Dokumentenmanagementsystem, das darauf ausgelegt ist mit einem administrativen Programm wie Soarian Clinicals verbunden zu werden, aus dem dann auf die gespeicherten Dokumente zugegriffen werden kann[69]. Diese wiederum stammen aus operativen Systemen, wie denen von Scannern und Geräten, die für bildgebende Verfahren eingesetzt werden können. Es ist in der Lage große Mengen digitalisierter Dokumente zu verwalten und dem Nutzer zur Verfügung zu stellen. Dies wird über sogenannte „Dokumentenverpointerung" realisiert[70]. Dies impliziert, dass für jedes Dokument ein Zeiger erstellt wird, der auf den tatsächlichen Speicherort verweist, unabhängig vom Sys-

---

[67] Vgl. Siemens 2014a
[68] Vgl. Siemens AG 2010, S. 5–6
[69] Vgl. Siemens 2014a
[70] Vgl. Siemens AG 2010, S. 4

tem, aus dem das Dokument aufgerufen wird[71]. Dadurch wird es möglich den Vorteil der Ortsunabhängigkeit, den Soarian Clinicals bietet, voll auszunutzen, da die angefragten Dokumente gefunden werden können, ohne Rücksicht darauf nehmen zu müssen, wo der Nutzer sich befindet und welches Gerät er benutzt. Als Archiv- und Dokumentenmanagementsystem, das für den medizinischen Bereich ausgelegt ist, bietet Soarian Health Archive die Möglichkeit zur revisionssicheren Archivierung von Dokumenten. Diese Funktion ist besonders wichtig, wenn man die strengen Gesetze bedenkt, die die medizinische Dokumentation regeln und erlaubt es den Kliniken sogar auf ein Papierarchiv zu verzichten. Alle archivierten Dokumente können zusätzlich mit einem qualifizierten Zeitstempel versehen werden, der eine zusätzliche rechtliche Sicherheit bietet.

Von den Vorteilen von Soarian Clinicals und Soarian Health Archive überzeugt, schloss das UKE einen Vertrag mit der Siemens AG zur Einführung und Inbetriebnahme der Systeme im Klinikbetrieb ab. Laut Aussage von Siemens verging ungewöhnlich wenig Zeit zwischen der Unterzeichnung des Vertrages und der Inbetriebnahme[72]. Die Fachkonzept- und Implementierungsphase betrug 9 Monate, so dass der produktive Einsatz der Systeme im Klinikalltag im Oktober 2008 beginnen konnte. Damit lag der Produktivstart noch einige Monate vor dem Umzug in den Neubau. Dies war eine Entscheidung, die von der Verwaltung bewusst getroffen wurde, um den Mitarbeitern zu ermöglichen sich an das neue System zu gewöhnen, bevor sie sich auch in einer neuen Arbeitsumgebung zu Recht finden müssen. Dazu kommt der gewaltige Aufwand, den ein Umzug im laufenden Klinikbetrieb, noch dazu bei einem Krankenhaus dieser Größe, bedeutet. Es ist besser die beiden Projekte nacheinander abzuarbeiten und zu jeder Zeit nur den Aufwand des jeweiligen Projektes auf sich nehmen zu müssen, als beide gleichzeitig durchzuführen und die Belastungen zur selben Zeit bewältigen zu müssen. Weiterhin ist zu bedenken, dass das neue KAS im Vergleich mit der bisherigen Systemlandschaft wesentlich besser in der Lage sein sollte die Arbeit am UKE zu unterstützen, so dass davon ausgegangen werden kann, dass es auch beim Umzug und in der Eingewöhnungsphase im Neubau von Vorteil gewesen ist, bereits auf das neue System zugreifen zu können, anstatt weiter mit den Problemen des alten arbeiten zu müssen. Letztendlich wurde der Umzug Anfang 2009 durchgeführt und der Neubau plangemäß bezogen. Auch der Produktivstart von Soarian Clinicals und Health Archive wurde innerhalb eines Monats und im Rahmen des festgesetzten Budgets durchgeführt. Diese Tatsache scheint umso bemerkenswerter, wenn in Betracht gezogen wird, dass es sich hierbei um die größte Einzelinstallation von Soarian Clinicals weltweit handelt. Das Vorhaben kann in dieser Hinsicht demnach als Erfolg bezeichnet werden.

---

[71] Vgl. Siemens 2014b
[72] Vgl. Siemens AG 2010, S. 3

5.3 Papierloses Krankenhaus

Mit der elektronischen Krankenakte konnte auch die Vision vom „papierlosen Krankenhaus" realisiert werden. Heutzutage befinden sich auf jeder Station zwei mobile Wagen, die mit Thin-Clients ausgerüstet sind und bei Bedarf, zum Beispiel bei Visiten, verwendet werden können[73]. Dadurch kann nicht nur auf die Verwendung einer Papierakte verzichtet werden, sondern der Patient auch besser in den Behandlungsprozess integriert werden, da die Akte gemeinsam mit dem Patienten begutachtet werden kann. Weiterhin steht die Akte nicht nur dem Arzt bei der Visite zur Verfügung, sondern auch anderen Beteiligten, die sie eventuell zur gleichen Zeit benötigen. In bestimmten Fällen wird dennoch weiterhin Papier verwendet, beispielsweise wenn ein Aufklärungsbogen oder Behandlungsvertrag unterschrieben werden muss[74]. Diese Dokumente werden auch weiterhin archiviert. Allerdings ist dieses Papierarchiv nun wesentlich kleiner als im Altbau und umfasst nur noch einige Kästen, statt großen Archivwänden. Zusätzlich werden alle Papierdokumente gescannt und mit Soarian Health Archive elektronisch archiviert, so dass das Papierarchiv lediglich noch als Backup dient.

5.3.1 Datenschutz und Datensicherheit

Die Umstellung auf die elektronische Patientenakte bringt nicht nur Vorteile für das UKE mit sich. Die Umstellung von einer einzigen Papierakte auf eine elektronische, deren Daten über Netzwerkverbindungen übertragen werden müssen und die theoretisch von unbegrenzt vielen Benutzern gleichzeitig verwendet werden kann, bedeutet immer auch einen größeren Sicherheitsaufwand. Da die Klinik sich dazu entschloss auf ein Backup der Patientenakten in Papierform zu verzichten, war es notwendig anderweitige Sicherheitsvorkehrungen zu treffen[75]:

„Die Netzwerkanbindung einzelner Räume ist prinzipiell auf zwei Wege verteilt, sodass bei einem Ausfall nur maximal die Hälfte der Anschlüsse eines Raums betroffen ist. Das Klinische Arbeitsplatzsystem und das Archiv laufen auf redundanten Servern mit gespiegeltem Datenbestand, die sich für den Fall eines Brandes oder anderer Zwischenfälle in unterschiedlichen Gebäuden befinden. Etwaige Konfigurationsänderungen werden grundsätzlich erst an einem Testsystem durchgeführt und nur, wenn alles komplikationslos verläuft, auf das Produktivsystem übertragen. Eine dritte Datenbank enthält noch einmal eine sekunden-

---

[73] Vgl. Siemens AG 2010, S. 5
[74] Vgl. ebenda, S. 4
[75] Vgl. weigert 2011, S. 54

genaue Kopie der elektronischen Patientenakte, die bei einem gleichzeitigen Ausfall beider Standorte als Readonly-System zur Verfügung gestellt werden kann."[76]

Wie dem obenstehenden Zitat zu entnehmen ist, hat das UKE einen großen Aufwand betrieben, um zu verhindern, dass es zu Zugriffsproblemen oder gar Datenverlust kommt. Da die relevante Infrastruktur stets mindestens doppelt, wenn nicht sogar dreifach durch Redundanz gesichert ist, scheint es sehr unwahrscheinlich, dass es zu einem Systemausfall kommt. In der Tat liegt die Verfügbarkeit der EPA derzeit bei 99,97%, wohingegen die der Papierakte nur bei 60% lag[77]. Dies ist unter Anderem auch damit zu erklären, dass die Papierakte stets nur an einem Ort zur Zeit sein kann, und somit naturgemäß nicht immer zur Verfügung steht, wenn sie gebraucht wird, wohingegen zum Zugriff auf Soarian nur ein Webbrowser benötigt wird.

Zusätzlich zur Ausfallsicherheit wurde auch die Sicherheit der Datenübertragung verbessert, da neben der Möglichkeit des Zugriffs auf die Daten durch Berechtigte auch sichergestellt werden muss, dass dies für Unbefugte nicht möglich ist. Aus diesem Grund wurde zum Beispiel die interne Kommunikation von HTTP auf HTTPS umgestellt, so dass die Netzwerkübertragungen zwischen den Systemen nun verschlüsselt sind[78]. Zudem wurde auch das Konzept für die Portfreigaben der Server überprüft und viele zuvor geöffnete Ports geschlossen, um die Sicherheit zu erhöhen.

5.3.2 ISO-27001 Zertifizierung und EMRAM Award

Da die Sicherheit der Daten für das UKE eine große Rolle spielt, wurde beschlossen beim Bundesamt für Informationssicherheit (BSI) eine Zertifizierung nach ISO-27001 zu beantragen. Tatsächlich bestand eines der Auswahlkriterien für die EPA-Software darin, dass sie zertifizierungsfähig ist, eine Auflage, die von Soarian Clinicals erfüllt wird[79]. Nachdem 2010 noch Vorbereitungen für die Zertifizierung getroffen wurden, wurde sie über den Jahreswechsel zu 2011 vom BSI durchgeführt.[80] Der Erfolg wurde schließlich auf der ConHIT desselben Jahres offiziell bekannt gegeben. Damit ist die Installation von Soarian Clinicals im UKE das erste KIS in Deutschland, das die Zertifizierung bestehen konnte. Somit kann der Fall des UKE durchaus als Beispiel für eine sichere Implementierung der elektronischen Patientenakte dienen.

---

[76] Vgl. weigert 2011, S. 54–55
[77] Vgl. ebenda, S. 55
[78] Vgl. weigert 2011, S. 56
[79] Vgl. ebenda, S. 55
[80] Vgl. weigert 2011, S. 57

Eine weitere Auszeichnung, die das UKE in Verbindung mit seiner Nutzung der EPA erhalten hat, ist der EMRAM Award, welcher von HIMSS Analytics Europe vergeben wird[81]. Hierbei handelt es sich um ein Modell, das dazu verwendet werden soll, den Nutzungsgrad einer elektronischen Patientenakte zu messen[82]. Dazu wird ein Krankenhaus in eine von 8 Stufen eingeteilt, wobei 0 als schlechteste und 7 als beste Stufe gelten. Auf Stufe 6 bestehen die technischen Voraussetzungen für eine digitale Arbeit im Krankenhaus, wohingegen Stufe 7 verdeutlicht, dass die Arbeit im Alltag durchgängig papierlos durchgeführt wird. Auch in diesem Fall ist das UKE mit Soarian Clinicals und Health Archive das erste Klinikum in Europa, das die höchste Stufe der Auszeichnung erreicht.

Diese Zertifizierungen deuten darauf hin, dass die Implementierung der EPA im UKE besonders erfolgreich durchgeführt wurde. Sie kann also in der Frage, ob die EPA ein Erfolgsmodell ist, als ein positives Beispiel herangezogen werden. Aus diesem Grund sollen auch die Auswirkungen, die die Umstellung auf die elektronische Patientenakte auf die Arbeit im UKE hatte, untersucht werden.

„Gegenüber 2005 wurden die Patientenzahlen im letzten Jahr um über 50 % gesteigert, die Case-Mix-Punkte stiegen sogar um fast 60 % auf rund 108.000. 2010 erzielte das UKE mit einem Überschuss von 2 Millionen Euro auch erstmals ein positives Jahresergebnis."[83] Die genannten Zahlen verdeutlichen, dass die Umstrukturierungsmaßnahmen einen erheblichen Erfolg erzielt haben. Sicherlich ist dieser nicht allein der Verwendung einer elektronischen Patientenakte zuzuschreiben, sondern auch zu Teilen aus den anderen Verbesserungen hervorgegangen. Ihr Anteil an dieser Steigerung sollte allerdings nicht unterschätzt werden. Zudem gibt der Leiter der IT-Abteilung am UKE an, dass die EPA die Effizienz der Prozesse verbessert hat[84]. Weiterhin fügt er an, dass die Ärzte und Pfleger motivierter als zuvor sind die Dokumentation der Behandlungen durchzuführend, da sie den Nutzen unmittelbar daran spüren können, dass alle gemachten Änderungen unverzüglich im System zur Verfügung stehen und von allen anderen genutzt werden können, die darauf angewiesen sind[85]. Zudem scheint die Behandlungsqualität und -geschwindigkeit der Patienten deutlich gestiegen zu sein[86]. Auch werden diverse Situationen in der Vergangenheit geschildert, in denen eine außergewöhnliche Belastung herrschte und die durch die Verwendung der EPA gemeistert werden konnte, z.B. eine Periode, in der eine ungewöhnliche Glatteisbildung zahlreiche

---

[81] Vgl. Universitätsklinikum Hamburg-Eppendorf 2008
[82] Vgl. Mit Soarian zum digitalen Krankenhaus 2012, S. 69
[83] Vgl. weigert 2011, S. 54
[84] Vgl. ebenda, S. 54
[85] Vgl. Mit Soarian zum digitalen Krankenhaus 2012, S. 69–70
[86] Vgl. Universitätsklinikum Hamburg-Eppendorf 2008

Unfälle verursachte, die alle zur gleichen Zeit in der Notaufnahme versorgt werden muss-ten.[87] Ein weiteres Beispiel war die EHEC-Krise 2011, in deren Zuge in Hamburg rund 1000 Menschen infiziert wurden, von denen die meisten im UKE behandelt wurden[88]. Laut Aussa-ge des Klinikums hat die elektronische Patientenakte eine wichtige Rolle dabei gespielt, dass die Behandlungen erfolgreich durchgeführt werden konnten, indem sie die benötigten Daten an allen benötigten Stellen zur Verfügung stellte.

Zusammenfassend lässt sich sagen, dass die EPA für das UKE als Erfolg zu bezeichnen ist. Die Einführung verlief reibungslos und war in der Lage auch außerhalb des Klinikums positi-ve Aufmerksamkeit in Form von Auszeichnungen und Zertifizierungen auf sich zu ziehen. Weiterhin hat sie in entscheidendem Maße dazu beigetragen die Prozesse im Klinikalltag zu verbessern, was sich auch auf die Betriebsergebnisse ausgewirkt hat. Im Falle des UKE ist sie folglich ein Erfolgsmodell.

6 Abwägung der Vor- und Nachteile

Nachdem sowohl die theoretischen Grundlagen der elektronischen Patientenakte erläutert wurden als auch Beispiele für ihre Einsatzmöglichkeiten in der Praxis, sollen im Folgenden ihre Vor- und Nachteile gegenübergestellt werden. Dies ist notwendig, da die EPA in ihrer Gesamtheit betrachtet werden muss, um die Frage zu beantworten, ob sie ein Erfolgsmodell ist. Diverse Vor- und Nachteile wurden bereits angesprochen, an dieser Stelle sollen sie je-doch erneut aufgegriffen und ausführlicher erläutert werden.
Nachdem

6.1 Vorteile

Zunächst werden die Vorteile der EPA erörtert, schließlich soll Technik niemals ein Selbst-zweck sein und die Einführung einer elektronischen Akte sollte nicht erfolgen, wenn nicht gute Gründe für ihre Verwendung vorliegen. Ihr digitaler Charakter ermöglicht den Nutzern viele Dinge, die mit der herkömmlichen Papierakte nicht möglich sind.

Die EPA ist generell ortsunabhängig einsetzbar. Dies hängt jedoch von der konkreten Im-plementierung ab, da die Software auch separat auf einem einzelnen Praxisrechner installiert sein kann, ohne die Möglichkeit zur Kommunikation über Netzwerke. In vielen Fällen ist die-

---

[87] Vgl. Siemens AG 2010, S. 2
[88] Mit Soarian zum digitalen Krankenhaus 2012, S. 71

se Möglichkeit jedoch gegeben, zumal die Installation in Krankenhäusern für gewöhnlich auf zentralen Servern erfolgt, auf die die Stationsrechner zugreifen können. Ist die EPA zur Netzwerkkommunikation fähig, so kann von jedem Ort auf sie zugegriffen werden, an dem ein Gerät mit der nötigen Software und Internetverbindung zur Verfügung steht. Dies kann ein Klinikrechner sein oder ein mobiles Gerät, auf dem eine entsprechende App verfügbar ist. Ist die EPA sogar webbasiert, wie zum Beispiel im Fall von Soarian Clinicals, ist es nicht einmal mehr notwendig eine spezielle Software auf den Endgeräten zu installieren. Stattdessen kann der Zugriff über einen Webbrowser erfolgen, der standardmäßig auf den meisten Geräten vorhanden ist. Im Gegensatz dazu ist die Papierakte stets nur an einem Ort zu finden und kann üblicherweise nur von einer Person zur gleichen Zeit verwendet werden. Dies wiederum schränkt die Effizienz und Flexibilität des Personals ein, da es vorkommen kann, dass mehrere Beteiligte die Akte eines Patienten benötigen. In diesem Fall wird die effektive Behandlung dadurch verzögert, dass einem oder mehreren Mitarbeitern die nötigen Informationen fehlen, da die Akte gerade von jemand anderem in Anspruch genommen wird. Mit einer ortsunabhängigen EPA kann dieses Problem nicht auftreten.

Die Ortsunabhängigkeit bringt als sekundären Vorteil mit sich, dass die Akte nicht mehr verlegt werden kann. Zuvor war es möglich, dass ein Leser der Akte sie nach Benutzung an einem Ort vergessen hat, sodass sie bei einer späteren Nutzung nur mit Mehraufwand zur Verfügung stand. Auch kann die Akte oder ihre Bestandteile nicht mehr vertauscht werden, beispielsweise indem Bildaufnahmen nach dem Herausnehmen aus einer Akte versehentlich in eine falsche Akte zurückgelegt werden. Diese beiden Fehlersituationen werden dadurch verhindert, dass es keinen festen Ort mehr gibt, an dem die Akte liegt und, dass alle Daten im Programm fest mit einem Patienten verknüpft sind.

Ein weiterer Vorteil, der sich aus den bereits genannten ergibt, ist eine Effizienzsteigerung der Prozesse. Gibt es einen festen Lagerort der Akten, müssen die Wege dorthin jedes Mal vom Personal zurückgelegt werden, wenn auf sie zugegriffen werden soll. Weiterhin kann es zu den oben beschriebenen Vertauschungen und Verlegungen kommen, die ebenfalls einen Mehraufwand verursachen. All dies kann durch eine ortsunabhängige EPA verhindert werden, wodurch mehr Zeit für die Behandlung der Patienten zur Verfügung steht.

Dadurch, dass die EPA elektronisch dargestellt wird, verbessert sich auch die Lesbarkeit. Papierakten bestehen für gewöhnlich aus einer Sammlung verschiedener Dokumente, von denen einige handschriftliche Notizen enthalten und andere Bildaufnahmen. Handschriften sind mitunter schwer zu entziffern, was zu Problemen führen kann. Die Schrift in der elektronischen Akte ist hingegen stets die gleiche und wesentlich leichter zu lesen. So können Missverständnisse vermieden werden. Außerdem wird die Organisation und Übersichtlichkeit der Akte dadurch verbessert, dass sie nicht wie die Papierakte aus losen Dokumenten besteht, sondern aus fest verknüpften Daten im Programm.

Der Umstand, dass die Daten digital vorliegen, birgt weiterhin den Vorteil, dass sie auf beliebige Weise dargestellt werden können. Dies kann in einer neuen Anordnung der Daten in der Software bestehen, oder auch in einer komplett neuen Darstellungsform. Weiterhin können die Daten für automatische Auswertungen benutzt werden. Dies lässt sich mit einer Papierakte wenn überhaupt nur mit viel Mehraufwand bewerkstelligen. Dasselbe gilt für eventuelle Vergleiche unter den Patienten. Will man beispielsweise die Daten eines Patienten mit denen anderer abgleichen, um möglicherweise neue Erkenntnisse über das jeweilige Krankheitsbild zu erhalten, funktioniert dies computergestützt wesentlich schneller als manuell.

Ein weiterer Vorteil ist, dass die Kommunikation zwischen allen Beteiligten verbessert werden kann. Einerseits ist es leichter Patienten miteinzubeziehen, wenn man wie im UKE eine mobile Visite durchführt, bei der die Patienten zusammen mit den Ärzten die Akte begutachten können. Andererseits stehen Änderungen in der Akte sofort allen Beteiligten zur Verfügung, sodass sie direkt darauf reagieren können. Manche Programme, wie Soarian Clinicals, erlauben zudem direkt Aufträge über die Akte an andere zu verschicken, wodurch die Kommunikation zwischen verschiedenen Abteilungen verbessert werden kann[89].

Schließlich erhöht sich die Transparenz im Umgang mit der Akte. In einer elektronischen Patientenakte kann genau nachvollzogen werden, wer wann welche Änderungen vorgenommen hat. Dadurch können fehlerhafte oder missverständliche Eingaben leicht zu ihrem Urheber zurückverfolgt werden, was eine Klärung des Vorfalls ermöglicht. Auch Missbrauch kann so leichter aufgedeckt werden.

6.2 Nachteile

Die oben angesprochene erhöhte Transparenz kann auch als Nachteil gedeutet werden. Es ist möglich, dass Mitarbeiter sich unwohl bei der Benutzung der Akte fühlen, da sie befürchten für Fehler belangt zu werden, wenn jeder ihrer Einträge genauestens protokolliert wird. Diese Angst sollte von der Klinikleitung ernst genommen werden, da die Akzeptanz der Mitarbeiter wichtig für den Erfolg der EPA im Arbeitsalltag ist. Aus diesem Grunde sollten die Verantwortlichen versuchen den Befürchtungen der Mitarbeiter entgegenzuwirken.

Die Akzeptanz in der Belegschaft spielt ebenfalls eine große Rolle bei der Einführung der EPA, da viele Ärzte sich gegen technische Neuerungen sperren, was Projekte zum Scheitern

---

[89] Vgl. Siemens 2014a

bringen kann. Sie sind an den Umgang mit der Papierakte gewöhnt und wollen den Umgang mit dem neuen System nicht erlernen, beispielsweise weil sie nicht vertraut mit der Technik sind. Auch in diesem Fall ist es wichtig, dass die Leitung des Krankenhauses aktiv auf die Mitarbeiter zugeht und zum Beispiel durch Schulungen dem Misstrauen entgegenwirkt.

Im Gegensatz zur Papierakte verursacht die EPA darüber hinaus hohe Kosten. Einerseits bedeutet die Einführung einen hohen Aufwand, sowohl in personeller als auch in finanzieller Hinsicht, da es sich um ein kritisches System für die Klinik handelt. Es dürfen keine Fehler passieren, um den reibungslosen Ablauf der Arbeit zu gewährleisten. Üblicherweise wird die Einführung durch Personal des Herstellers begleitet, wie es auch im Fall des UKE mit Siemens geschehen ist[90]. Hierdurch entstehen weitere Kosten. Weiterhin muss bedacht werden, dass für den Betrieb der EPA eine funktionierende und leistungsfähige IT-Infrastruktur benötigt wird. Das bedeutet, dass neue Hardware eingekauft und regelmäßig gewartet werden muss, was einen zusätzlichen finanziellen Aufwand bedeutet.

Kosten werden auch durch die Schulungen verursacht, die für die Mitarbeiter benötigt werden. Diese werden nicht nur aufgrund der Akzeptanz notwendig, sondern auch, da die EPA hohe technische Anforderungen an die Mitarbeiter der Klinik stellet. Da die Software sehr komplex sein kann, müssen die Benutzer den Umgang damit erlernen. Auch die IT-Abteilung benötigt Fachwissen, um Probleme mit der Soft- oder Hardware zu beseitigen, die im Alltag auftreten können und den Klinikablauf stören. Möglicherweise muss das dafür benötigte Personal erst noch eingestellt werden, sei es, weil dem bisherigen Personal die nötigen Qualifikationen fehlen, oder weil schlicht zu wenig Personal vorhanden ist, um die neuen Anforderungen zu bewältigen.

Ein häufig angeführtes Problem bei der Einführung und Verwendung der EPA ist der Datenschutz. Bei den medizinischen Informationen, die in ihr gespeichert werden, handelt es sich um Daten, die datenschutzrechtlich als besonders schützenswert gelten[91]. Schließlich erwarten die Patienten, dass Informationen, die mit ihrer Gesundheit zu tun haben, nicht an die Öffentlichkeit gelangen. Welchen Wert dies für sie hat, erkennt man an dem Stand, den das ärztliche Schweigerecht in der Gesellschaft einnimmt. Der digitale Charakter der EPA bedeutet hier jedoch, dass zusätzliche Schutzmaßnahmen getroffen werden müssen, um das Vertrauen der Patienten nicht zu enttäuschen. Da die Daten üblicherweise von einem Server über Netzwerke an einen Client-Rechner übertragen werden, muss sichergestellt werden, dass diese Verbindung nicht abgehört werden kann. Dazu ist es beispielsweise notwendig die Übertragung zu verschlüsseln. Weiterhin muss dafür Sorge getragen werden, dass keine

---

[90] Vgl. Siemens AG 2010, S. 3
[91] Vgl. §3 BDSG

Unbefugten Zugriff auf die Informationen erhalten. Aus diesem Grund sollten die Programme dahingehend gesichert sein, dass nur autorisierte Benutzer auf sie zugreifen können. Dies lässt sich leicht mit entsprechenden Benutzerkonten für die Mitarbeiter erfüllen, die durch sichere Passwörter geschützt sind. Zusätzlich sollte darauf geachtet werden, dass kein Rechner im angemeldeten Zustand unbeaufsichtigt bleibt. Aus diesem Grund sollten sich Mitarbeiter stets abmelden, wenn sie einen Client-Rechner verlassen. Besteht eine Verbindung zum Internet, sollte diese besonders gesichert sein, um zu verhindern, dass Schadsoftware die Klinikrechner infiziert. Im schlimmsten Fall könnte es dadurch zu Datenverlust oder Datendiebstahl kommen. Dies würde nicht nur möglicherweise die Behandlung stören, sondern auch zu einer Rufschädigung der Klinik, einhergehend mit einem Vertrauensverlust der Patienten führen. Demnach sollten alle Rechner durch entsprechender Antivirensoftware und Firewalls geschützt sein.

Ein weiterer Nachteil der EPA ist die Tatsache, dass sie auf eine funktionierende IT-Infrastruktur angewiesen ist. So können die auf einem Server gespeicherten Daten beispielsweise nicht auf einem Client-Rechner abgerufen werden, wenn die Netzwerkverbindung zu diesem beschädigt ist. Deshalb sollten diese auch wo möglich redundant verlegt werden, um Ausfällen vorzubeugen. Weiterhin sollte für alle kritischen Geräte Ersatz vorgehalten werden, um sie bei einer Fehlfunktion schnell austauschen zu können.

Literaturverzeichnis

Ärzteblatt (2008): Krüger-Brand, H. E., Studie: Elektronische Patientenakte Überzeugte Anwender. Online verfügbar unter http://www.aerzteblatt.de/archiv/60851/Studie-Elektronische-Patientenakte-Ueberzeugte-Anwender, zuletzt geprüft am 08.01.2015.

Ärzteblatt (2013): Suelmann, C., Elektronische Patientenakten: Deutschland und Österreich im Vergleich Literatur und Links, Dtsch Arztebl 2013; 110(39): [8]. Online verfügbar unter http://www.aerzteblatt.de/archiv/146894/Elektronische-Patientenakten-Deutschland-und-Oesterreich-im-Vergleich-Literatur-und-Links, zuletzt geprüft am 08.01.2015.

Ärztezeitung (2013): Wallenfels, M., Digitale Patientenakte Ärzte hadern mit dem "E". Online verfügbar unter http://www.aerztezeitung.de/praxis_wirtschaft/praxis_edv/article/842914/digitale-patientenakte-aerzte-hadern-e.html, zuletzt geprüft am 08.01.2015.

Apami (2004): Michio K., EHR in Japan, -Recent Government Activities. Online verfügbar unter http://www.apami.org/apami2006/papers/MlinJapanKimura0607.pdf, zuletzt geprüft am 08.01.2015.

BDSG: Bundesdatenschutzgesetz (BDSG). Online verfügbar unter https://www.gesetze-im-internet.de/bdsg_1990/, zuletzt geprüft am 08.01.2015.

BMG (2014): Bundesministerium für Gesundheit (BMG). Elektronische Gesundheitskarte. Online verfügbar unter http://www.bmg.bund.de/krankenversicherung/elektronische-gesundheitskarte.html, zuletzt geprüft am 06.01.2015.

BPB (2014): Bundeszentrale für politische Bildung, Renate Reiter, Versorgungsstrukturen des Gesundheitswesens. Online verfügbar unter http://www.bpb.de/politik/innenpolitik/gesundheitspolitik/177383/versorgungsstrukturen?p=all, zuletzt geprüft am 09.01.2015.

CDC (2012): Center for disease Control, Meaningful Use. Online verfügbar unter http://www.cdc.gov/ehrmeaningfuluse/introduction.html, zuletzt geprüft am 09.01.2015.

DIN (2015): Deutsches Institut für Normen und Standards, Elektronische Gesundheitsakte (eGA). Online verfügbar unter http://www.ins.din.de/cmd?cmsrubid=194555&2=&menurubricid=194555&level=tpl-artikel&menuid=52988&languageid=de&cmstextid=56624&cmsareaid=52988, zuletzt geprüft am 08.01.2015.

e-Health-com (2014): BPG–AP04: Hellmuth, D.; Arends, W.; Mützner, R. et al. Online verfügbar unter http://e-health-com.eu/fileadmin/user_upload/dateien/zeitschrift_download/EHC_2_3_2014_Beitrag_ePatientenakte_Langfassung.pdf, zuletzt geprüft am 04.01.2015.

eHealth.gov.au (2015): Australian Government Departement of Health. Online verfügbar unter http://www.ehealth.gov.au/internet/ehealth/publishing.nsf/content/home, zuletzt geprüft am 04.01.2015.

ELGA (2015): Elektronische Gesundheitsakte (ELGA). Online verfügbar unter http://www.elga.gv.at/, zuletzt geprüft am 06.01.2015.

GVG (2004): Gesellschaft für Versicherungswirtschaft und -gestaltung e. V. (GVG) (Hrsg.), Managementpapier „Elektronische Patientenakte", Köln: GVG. Online verfügbar unter http://atg.gvg-koeln.de/xpage/objects/patientenakte/docs/4/files/MP_ePa_050118.pdf, zuletzt geprüft am 03.01.2015.

GFHEV (2012): Gesellschaft für Humangenetik e.V. (GFHEV). Online verfügbar unter http://www.gfhev.de/de/qualitaetsmanagement/aufwahrungsfristen.pdf, zuletzt geprüft am 09.01.2015.

Haas, P. (2005b): Medizinische Informationssysteme und elektronische Krankenakten. Berlin und Heidelberg: Springer.

Haas, P. (2006): Gesundheitstelematik. Grundlagen, Anwendungen, Potenziale. Berlin und Heidelberg: Springer.

HealthIT.gov (2015): Meaningful Use Definition & Objectives. Online verfügbar unter http://www.healthit.gov/providers-professionals/meaningful-use-definition-objectives, zuletzt geprüft am 04.01.2015.

HHS (1996): U.S. Department of Health & Human Services, Health Information Privacy. Online verfügbar unter http://www.hhs.gov/ocr/privacy/, zuletzt geprüft am 11.01.2015.

HL7 (2015): HL7 Deutschland e.V. Online verfügbar unter http://www.hl7.de/index.php, zuletzt geprüft am 07.01.2015.

HmbBfDI (2014): III 9.) Gesundheitswesen [23. Tätigkeitsbericht 2010/2011]. Online verfügbar unter https://www.datenschutz-hamburg.de/news/detail/article/iii-9-gesundheitswesen-23-taetigkeitsbericht-20102011.html, zuletzt geprüft am 27.12.2014.

IHE(2015): Integrating the Healthcare Enterprise. Online verfügbar unter http://www.ihe.net/, zuletzt geprüft am 07.01.2015.

Initiative ELGA (2007). Online verfügbar unter http://www.initiative-elga.at/ELGA/Nachbarn_Infos/Frankreich_070628.pdf, zuletzt geprüft am 06.01.2015.

JMAJ (2007): Tanaka, Hiroshi, Current Status of Electronic Health Record, Dissemination in Japan. Online verfügbar unter http://www.med.or.jp/english/pdf/2007_05/399_404.pdf, zuletzt geprüft am 10.01.2015.

Krankenhausrecht (2015a): Informationen zum Thema Patientenakte, Hensche Rechtsanwälte. Online verfügbar unter http://www.info-krankenhausrecht.de/Rechtsanwalt_Arztrecht_Medizinrecht_Patientenakte_Patientenakte_0 1.html, zuletzt geprüft am 05.01.2015.

Krankenhausrecht (2015b): Musterberufsordnung-Ärzte (MBO-Ä). Online verfügbar unter http://www.info-krankenhausrecht.de/Rechtsanwalt_Medizinrecht_Gesetze_%20MBO-AE_p10.html, zuletzt geprüft am 05.01.2015.

Leiner, F. (1999): Medizinische Dokumentation: Lehrbuch und Leitfaden für die Praxis. Stuttgart: Schattauer.

Lemm, S. (2014): UKE - Wir über uns - Das Universitätsklinikum Hamburg-Eppendorf. Online verfügbar unter http://www.uke.de/der-vorstand/index.php?id=0_0_0&as_link=http%3A//www.uke.de/der-vorstand/index.php&id_link=-1_-1_-1&as_breadcrumb=%20%20Home, zuletzt geprüft am 28.12.2014.

Mit Soarian zum digitalen Krankenhaus. UKE erhält als erstes Krankenhaus in Europa den HIMSS Analytics Stage 7 Award für seine elektronische Patientenakte (2012), In: *inside:health IT SPECIAL* 2012 (16), S. 68–71, zuletzt geprüft am 27.12.2014.

MoH (2015): Ministery of Health Singapore. Online verfügbar unter https://www.moh.gov.sg/content/dam/moh_web/Publications/Educational%20Resources/201 1/NEHR%20Brochure_ENG_CH.pdf, zuletzt geprüft am 12.01.2015.

Mühlbacher, A. & Berhanu, S. (2003): Working Paper Die elektronische Patientenakte: Ein internetbasiertes Konzept für das Management von Patientenbeziehungen

PPP (2014): Public Private Partnership. Online verfügbar unter http://www3.ha.org.hk/ppp/ppiepr_a.aspx, zuletzt geprüft am 08.01.2015.

Prokosch, H.-U. (2000): Die elektronische Patientenakte. Springer-Verlag.

Schmidt, W. (2001): Datensicherheit, in: Dierks, C.; Feussner, H.; Wienke, A. [Hrsg.]: Rechtsfragen der Telemedizin, Springerverlag, Berlin/Heidelberg/New York

Schmücker, P. (1998): Die elektronische Patientenakte - Ziele, Strukturen, Präsentation und Integration.

SGB V: Sozialgesetzbuch Fünftes Buch (SGB V). Online verfügbar unter https://www.gesetze-im-internet.de/sgb_5/, zuletzt geprüft am 03.01.2015.

Siemens (2014a): Soarian Clinicals Use. Online verfügbar unter
http://www.healthcare.siemens.de/hospital-it/krankenhausinformationssysteme/soarian-
clinicals/use, zuletzt geprüft am 29.12.2014.

Siemens (2014b): Soarian Health Archive Features. Online verfügbar unter
http://www.healthcare.siemens.de/hospital-it/vernetzung-archiv-kommunikation/soarian-
health-archive/eigenschaften, zuletzt geprüft am 29.12.2014.

Siemens (2014c): Soarian Clinicals Features. Online verfügbar unter
http://www.healthcare.siemens.de/hospital-it/krankenhausinformationssysteme/soarian-
clinicals/features, zuletzt geprüft am 28.12.2014.

Siemens AG (2010): Solide Basis für zukünftige Herausforderungen. Soarian Clinicals und
Soarian Health Archive am Universitätsklinikum Hamburg-Eppendorf. Hg. v. Siemens AG.
Online verfügbar unter www.ucm.de/wp- content/uploads/2013/08/Siemens-Referenz-UKE-
SHA-und-SoarianClinicals.pdf, zuletzt geprüft am 29.12.2014.

Springer Link (2009): Pfeiffer, K. P.; Auer, C. M., Herausforderungen bei der Umsetzung der
elektronischen Patientenakte und Gesundheitskarte in Österreich. Online verfügbar unter
http://link.springer.com/article/10.1007%2Fs00103-009-0791-y, zuletzt geprüft am
07.01.2015.

Tecchannel (2013): Lebensdauer von Archivierungsmedien. Online verfügbar unter
http://www.tecchannel.de/storage/management/2039663/ratgeber_langzeitarchivierung_date
iformate_und_speichermedien/index7.html, zuletzt geprüft am 08.01.2015.

TMT (2007): Building a portable data and information interoperability infrastructure—
framework for a standard Taiwan Electronic Medical Record Template. Online verfügbar unter
http://libir.tmu.edu.tw/bitstream/987654321/30175/1/ortable+data+and+information+interoper
ability+infrastructure-
framework+for+a+standard+Taiwan+Electronic+Medical+Record+Template.pdf, zuletzt geprüft am 08.01.2015.

Universitätsklinikum Hamburg-Eppendorf (2008): UKE - Informationstechnologie - Soarian:
Einführung eines neuen Klinischen Arbeitsplatz-Systems (KAS). Unter Mitarbeit von Andreas
Plate. Online verfügbar unter http://www.uke.de/zentrale-
dienste/informationstechnologie/index_41269.php, zuletzt geprüft am 27.12.2014.

Warda, F. (2005): Elektronische Gesundheitsakten. Möglichkeiten für Patienten, Ärzte und
Industrie. Mönchengladbach: Rheinware Verlag.

weigert, reinhold (2011): UKE: Zertifizierte Informationssicherheit. Elektronische Patientenakte mit Soarian Clinicals und Soarian Health Archive erhält BSI-Gütesiegel. In: *inside:health IT
SPECIAL* (15), S. 54–57, zuletzt geprüft am 27.12.2014.

Zdnet (2013): Taylor, J., Australia's 'struggling' e-health records under review. Online verfügbar unter http://www.zdnet.com/article/australias-struggling-e-health-records-under-review/, zuletzt geprüft am 13.01.2015.

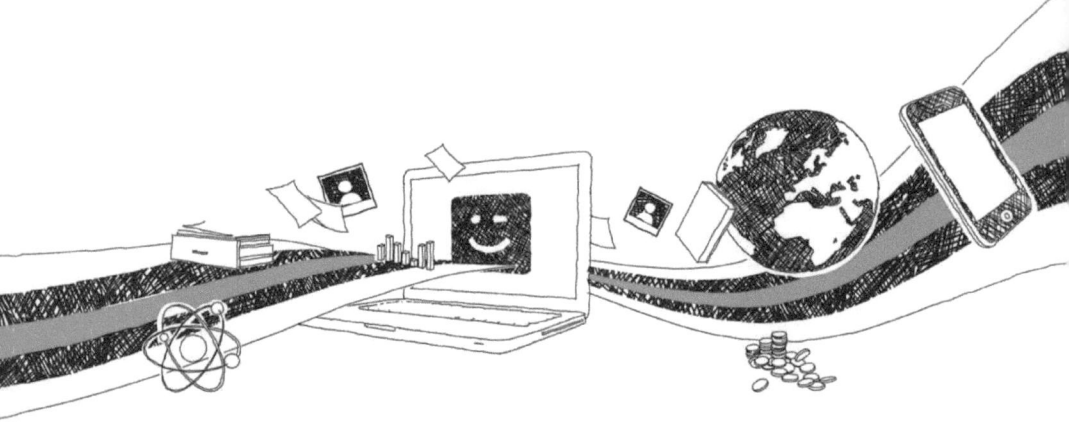